AF500934

LES DERNIERS MOMENTS

DE MONSIEUR

L'ABBÉ CLAUSIER

PAR

LE R. P. HENRI VADON

DE LA COMPAGNIE DE JÉSUS

LYON

IMPRIMERIE PITRAT AINÉ

4, RUE GENTIL, 4

1878

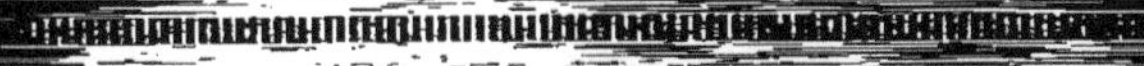

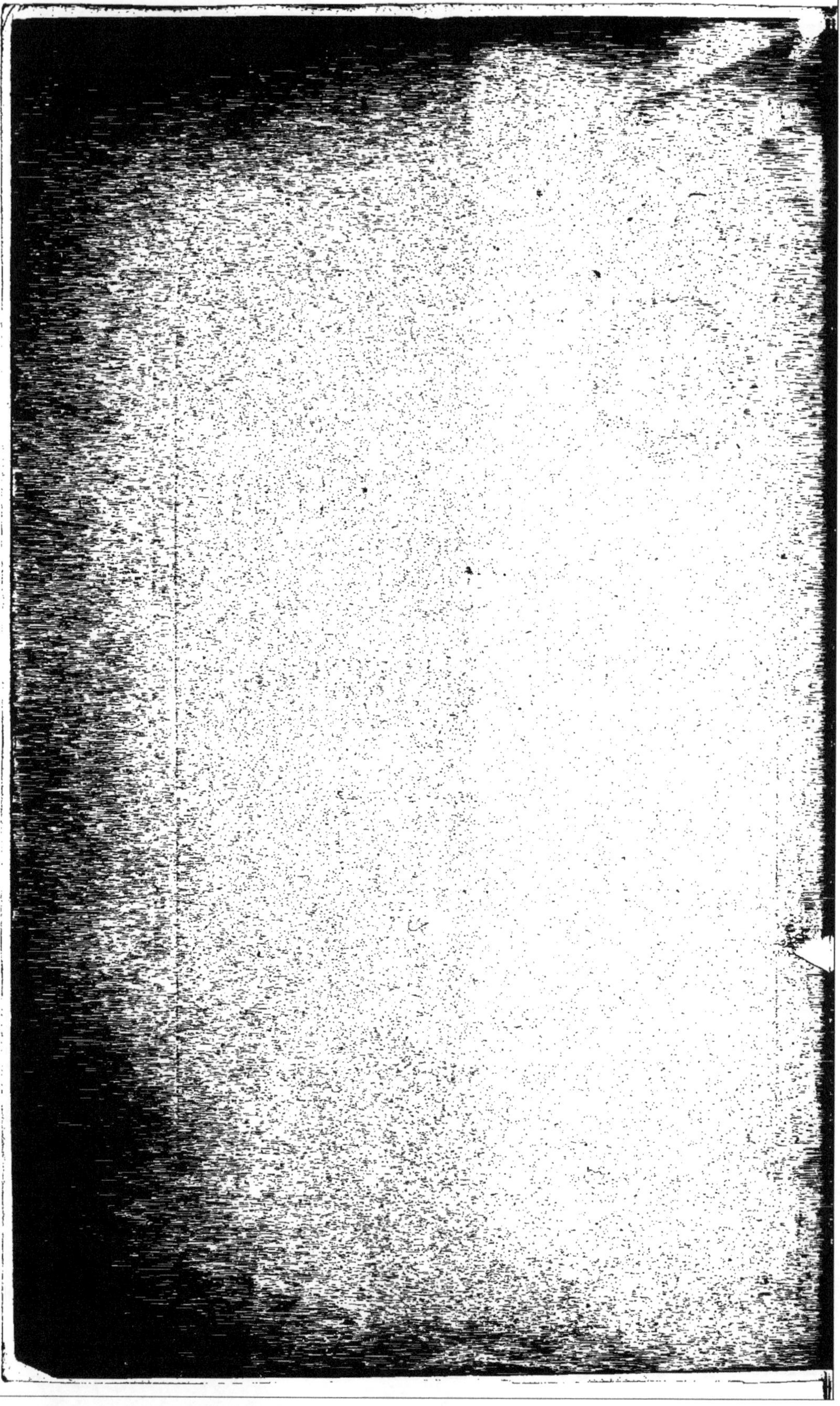

LES DERNIERS MOMENTS

DE MONSIEUR

L'ABBÉ CLAUSIER

LES DERNIERS MOMENTS

DE MONSIEUR

L'ABBÉ CLAUSIER

PAR

LE R. P. HENRI VADON

DE LA COMPAGNIE DE JÉSUS

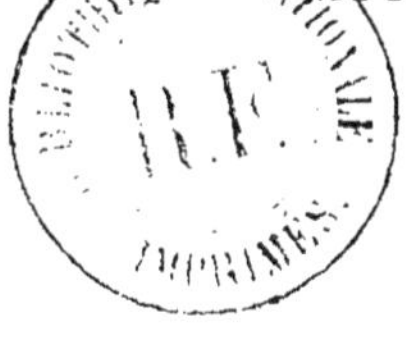

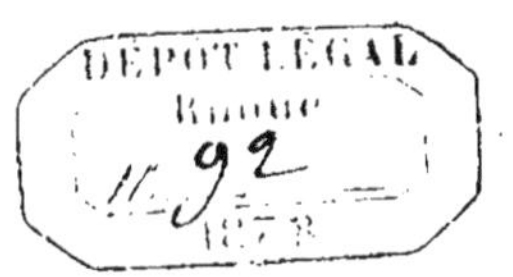

LYON

IMPRIMERIE PITRAT AINÉ

4, RUE GENTIL

1878

Avignon, 3 Janvier 1878.

Mon enfant,

Vous m'avez demandé pour votre excellente mère qui n'a pas eu comme vous la douloureuse consolation d'assister son cher Édouard à ses derniers moments, et pour les nombreux amis de votre famille, les quelques paroles tombées de mon cœur sur le cercueil de votre frère, mon ancien élève et bien cher ami. Selon votre désir, je les ai recueillies assez exactement, je le crois. Je vous les envoie.

Puissent-elles, bien que refroidies et décolorées, être un baume pour votre âme et apporter un peu de soulagement à une douleur que je comprends d'autant mieux que je la partage.

En les lisant, vous assisterez de nouveau à ces derniers moments de suprême angoisse et de suprême consolation, dont nous avons savouré ensemble l'amertume et la joie et qui nous ont révélé les tendresses de Notre-Seigneur pour l'âme de votre frère et les tendresses de son âme pour Notre-Seigneur.

Le cœur d'une mère, d'une sœur, n'aime pas à oublier : il aime à se souvenir : vous vous souviendrez ;... mais dans ce souvenir les tristesses de la terre s'effaceront devant les espérances et les joies du ciel où il nous a devancés : du ciel où l'on se retrouve et où l'on se reconnait.

Dans votre douleur, estimez-vous heureuse, vous et votre courageuse mère, d'avoir cette foi robuste des grandes chrétiennes qui est un des plus grands dons de Dieu. Oh ! comme la foi change tout, transforme tout, embellit tout, même la mort !

Aussi, tandis que les joies des mondains sont pleines de larmes, selon l'expression de saint Augustin, vos larmes elles-mêmes, je l'espère, seront pleines de joie : de cette joie qui vient du ciel et qui y conduit : de cette joie spirituelle et surnaturelle qui nait comme d'une triple racine, de la Foi, de l'Espérance et de la Charité.

Peut-être même aidée, fortifiée par la grâce, irez-vous jusqu'à dire : « Merci, mon Dieu, de ce que pour me rendre plus semblable à vous, vous avez mis autour de mon cœur comme autour du vôtre, une couronne d'épines... Son départ pour la Patrie ne sera pour moi qu'une attraction de plus du côté du Ciel... »

En union de prières, de douleur et d'espérance...

P. H. VADON.
S. J.

ÉDOUARD CLAUSIER

Le 4 novembre le Collége Saint-Joseph d'Avignon était en deuil. Réunis dans la chapelle, nous entourions la dépouille mortelle d'un de nos chers condisciples, M. l'abbé Clausier, vicaire de la cathédrale de Lisieux.[1]

Il revenait de Rome. Épuisé des fatigues de ce long voyage, il avait voulu cependant faire une dernière halte à Avignon, pour y serrer la main de ses anciens maîtres et de ses amis, revoir ce cher Collége Saint-Joseph, et s'y retremper dans les meilleurs souvenirs de sa jeunesse. C'est là que la mort est venue le surprendre à l'âge de 25 ans, loin de son pays et de sa mère, mais consolé par la tendresse d'une sœur et d'un

[1] Le *Bulletin* de l'Association amicale des anciens élèves du collége Saint-Joseph d'Avignon a reproduit mon allocution en la faisant précéder de cette notice.

frère, accourus à l'approche du danger, et entouré des soins, de l'affection, et des regrets des Pères et de ses amis. — Ils remplissaient le sanctuaire. Tous avaient voulu déposer au pied du cercueil de ce jeune et saint prêtre l'hommage de leur douleur et de leurs prières.

C'est surtout lorsque la mort vient frapper dans nos rangs et y faucher dans sa fleur une existence si pleine de promesses et d'avenir, que nous sentons combien sont vives dans nos âmes les amitiés fécondes nouées dans la maison des Pères.

Nous avons accompagné notre cher condisciple jusqu'à sa dernière demeure, à cette campagne de Saint-Chamand, où chaque pas nous rappelait un souvenir d'enfance auquel se mêlait le nom de celui qui n'était plus. Il repose aujourd'hui à l'ombre des grands arbres qui abritent plusieurs des maîtres qui formèrent son intelligence et son cœur.

Tous ceux qui ont connu notre ami, aimaient sa nature d'élite qui se distinguait déjà sur les bancs du Collége et laissait voir ce qu'elle pourrait être un jour. Nous ne saurions mieux la dépeindre qu'en reproduisant l'allocution que le R. P. Vadon, recteur de Saint-Joseph a prononcée au service funèbre.

Ces paroles que rendait plus touchantes encore l'émotion du Père Recteur devant le cercueil de l'élève qu'il avait tant aimé, trouvaient un fidèle écho dans nos cœurs qui s'associaient à ce solennel adieu.

ALLOCUTION

PRONONCÉE

DANS LA CHAPELLE DU COLLÉGE SAINT-JOSEPH, D'AVIGNON

PAR

LE R. P. HENRI VADON

(RECTEUR DU COLLÉGE

Le 4 novembre 1877

AUX FUNÉRAILLES DE L'ABBÉ ÉDOUARD CLAUSIER

VICAIRE DE LA CATHÉDRALE DE LISIEUX

Décédé au Collége Saint-Joseph, le 3 novembre 1877

» *Defunctus adhuc loquitur.* »
« Mort, il nous parle encore. »
(HEBR. XI. 4.)

MES CHERS ENFANTS,

Assurément ce n'est pas sans une raison particulière, sans un dessein tout spécial, que la divine et toujours aimable Providence, qui règle toutes choses et jusqu'aux plus petits détails de notre vie et de notre mort, a permis que ce jeune prêtre, cet ancien élève, ce cher enfant, vint terminer sa courte carrière au lieu même où avait fleuri sa jeunesse et recevoir pour la dernière fois la sainte communion dans ce même Collége où quelques années auparavant il avait si bien fait la première. Un cheveu ne tombe pas de notre tête, dit la Sainte Écriture, sans la permission de Dieu, à plus forte raison une vie humaine ne tombe pas : elle ne tombe pas ici plutôt qu'ailleurs sans une permission et un secret dessein de Dieu.

Quel est donc le dessein de Dieu dans cette mort dont toutes les circonstances paraissent avoir été si providentielles ? Il ne me semble pas difficile à pénétrer. Dieu, mes enfants, par les lèvres de ce cher mort, a voulu donner à la nombreuse jeunesse de ce Collége une grande leçon, un grand et salutaire enseignement.

Defunctus adhuc loquitur : Mort, ce cher ami vous parle encore. Il en a le droit; car, malgré sa jeunesse, il est prêtre : il peut le faire en connaissance de cause ; car ancien élève de cette maison il a connu votre vie, il a partagé les travaux, les joies, les peines, les illusions de votre âge. Il vous parle encore et, de la part de Dieu, il vous enseigne à la fois par son exemple, la *science de bien vivre* et la *science de bien mourir*.

I

Il vous enseigne la science de bien vivre.

Pour bien vivre, chers enfants, il faut juger les choses à leur juste valeur; c'est-à-dire comme Dieu les juge. Or, en ce pauvre monde comment les juge-t-on d'ordinaire? par le dehors, l'extérieur, l'apparence. A quoi s'attache-t-on? à ce qui paraît, à ce qui plaît, à ce qui flatte la vanité. Au milieu d'une jeunesse nombreuse et ardente, que de passions naissantes, que de petites affections frivoles, que de projets d'avenir dans lesquels Dieu, l'âme, l'Éternité n'entrent pour rien! Parfois quelle soif de liberté et d'indépendance, que de légèreté, que d'illusions, que de rêves!... à votre âge, mes enfants, que le sérieux et le réel de la vie tiennent peu de place!

Il y a peu de jours, vous faisiez votre retraite annuelle, vous méditiez les grandes vérités, on vous parlait de la mort. Or voilà qu'aujourd'hui c'est la mort elle-même qui vous parle: aujourd'hui, c'est l'un d'entre vous qui vient vous rappeler à la réalité, à la vérité, c'est-à-dire au néant de cette vie, en vous offrant dans sa personne un exemple éclatant de la vanité de toutes les choses humaines.

Chers anciens, qui êtes accourus si nombreux à ses funérailles, plusieurs d'entre vous ont été ses condisciples. Vous avez connu en lui le bon ami et le bon élève, laborieux, pieux, intelligent, aimable, attaché à ses devoirs et à ses maîtres. Doué de toutes les qualités de l'esprit et du cœur, il fit dans ce Collége de brillantes études couronnées de succès.

Ayant eu l'occasion de voir ce cher enfant de plus près que d'autres et de le connaître plus intimément, j'avais dès longtemps remarqué en lui une riche et belle nature : un esprit actif, pénétrant, distingué ; un cœur franc, pur, généreux, délicat, aimant ; une âme droite, ardente, élevée, ne soupçonnant pas le mal, ouverte à tous les nobles sentiments, susceptible d'enthousiasme pour toutes les nobles causes. En un mot, dans cet enfant j'avais cru découvrir une âme d'élite et je ne m'étais pas trompé. Il appartenait à une ancienne et des plus honorables familles de la Normandie. Dieu lui avait donné une pieuse et admirable mère, une angélique sœur, des frères tendrement aimés. Humainement, rien ne lui manquait et un brillant avenir s'ouvrait devant lui.

Et voilà que tout s'évanouit à la fois, en un instant.

Pauvre vie humaine, fleur d'un jour, tu n'es donc rien.

Jeunesse, santé, beauté, talents, naissance, affections les plus chères et les plus pures, vous n'êtes donc rien, car vous passez et tout ce qui passe n'est rien.

Oh ! pourquoi donc nous attacher aux vanités, aux frivolités de cette pauvre vie, de ce triste monde, alors que nos cœurs, alors que nos âmes immortelles ont tant besoin de celui qui ne passe pas et celui qui ne passe pas, c'est vous seul ô mon Dieu ! Dès votre jeunesse, chers enfants, attachez-vous donc, attachons-nous tous, de toute l'ardeur de nos âmes, à celui qui seul ne passe pas. Par l'esprit et par le cœur attachons-nous à N. S. Jésus-Christ, à sa parole, à sa croix à son Cœur Sacré.

Oui, lui seul ne passe pas : lui seul ne change pas : lui seul ne vieillit pas : lui seul ne meurt pas. Lui seul nous reste alors que tout s'en va : c'est l'ami des jours heureux, c'est surtout l'ami des jours d'angoisses et de tristesse : c'est l'ami du temps, c'est aussi l'ami de l'Éternité.

Le cher enfant s'était attaché à Dieu dès sa jeunesse et j'avais remarqué en lui une âme d'une grande innocence et d'une grande pureté.

Un jour que nous causions ensemble des difficultés pour un jeune homme de rester vertueux au milieu du monde, « les jeunes gens toujours fidèles à Dieu, lui disais-je, sont bien rares aujourd'hui ; mais je compte que vous, Édouard, vous serez de ceux-là. »

— « J'espère bien, mon Père, me répondit-il avec son franc sourire, mêlé d'un peu de gravité, (il avait alors 16 ans), j'espère bien n'avoir encore jamais commis une faute mortelle. »

Après une jeunesse aussi laborieuse, aussi pure, aussi prévenue de la grâce, je ne m'étonne pas que Dieu lui ait accordé une vocation sainte et l'ait appelé au sacerdoce qu'il avait toujours ambitionné. Ses études littéraires achevées, il entra au Grand Séminaire de Saint-Sulpice. Malgré une santé délicate, qui nécessita plusieurs interruptions dans ses études théologiques, il en suivit les cours avec distinction et dès lors ses maîtres conçurent une haute idée de son intelligence et de son savoir. Sa théologie terminée, il fut ordonné prêtre à Bayeux, avec dispense d'âge, n'ayant encore que 23 ans moins un mois; et, immédiatement, il avait été nommé vicaire de la magnifique cathédrale de Saint-Pierre de Lisieux.

En deux années, il y avait conquis toutes les sympathies, je dirai même une popularité bien rare à 25 ans, lorsque au mois de juillet dernier, il entreprit pour la seconde fois, le voyage de Rome et de l'Italie. J'ignorais ce voyage : lui même ignorait ma présence à Avignon. Mais Dieu avait tout réglé.

Vers le milieu de septembre, dans une petite lettre datée de Florence : « Je descends de Fiésole, m'écrivait-il, où j'étais allé recevoir la bénédiction du R. P. Beck. Le R. P. Général vient de m'apprendre qu'il vous a nommé Recteur du Collége Saint-Joseph. Je change mon itinéraire. Décidément, je reviendrai par Avignon. »

Après avoir visité Milan, Florence, Rome, le Mont-Cassin, Naples, le Vésuve, il y revenait en effet le 29 octobre, épuisé des fatigues d'un long voyage et portant déjà le germe de la maladie qui allait bientôt nous l'enlever. Dieu vous l'envoyait, chers enfants, afin que, après vous avoir enseigné la science de bien vivre, il vous enseignât encore, par l'exemple de sa belle et sainte mort, la science de bien mourir.

II

Defunctus adhuc loquitur. Mort, ce jeune prêtre, votre ancien condisciple, vous parle encore. Il vient de vous dire par son exemple : en ce monde, tout passe, tout n'est que vanité ; il ajoute comme conclusion : Jeunes gens, soyez prêts : *estote parati*[1]. Sanctifiez votre enfance, votre jeunesse, vos études, votre vie de collége. Vous êtes jeunes, c'est vrai ; mais on meurt à tout âge. La mort est aveugle : elle moissonne la fleur à peine éclose comme la tige déjà flétrie et après tout l'on n'emporte dans l'autre vie que ce qu'on a fait pour le bon Dieu. — « Mourir à 25 ans ! c'est dur ! » Il le disait lui-même. Mais la foi, l'amour de Dieu et

[1] Matthieu, XXIV, 44.

de sa volonté sainte savent tout adoucir. L'important, c'est d'être prêt.

Mes chers enfants, je ne connais pas l'avenir ; mais j'ai la certitude, basée sur l'expérience, qu'en ce moment, Dieu, en regardant du haut du ciel la nombreuse jeunesse de ce collége, désigne déjà du doigt tels et tels d'entre vous, que je ne connais pas, mais qu'il connaît bien et qui n'atteindront pas leur vingt-cinquième année. Ne l'oubliez jamais, on meurt à tout âge. La mort arrive quand on n'y pense pas. Nous faisons nos plans, Dieu fait les siens : ils ne concordent pas toujours. La preuve en est sous vos yeux. Assurément en partant pour l'Italie, il ne se doutait pas, ce cher abbé, que Dieu allait profondément changer son itinéraire, et greffer sur ce long voyage le plus grand voyage de l'éternité.

C'est là, à Avignon, dans ce collége Saint-Joseph où il avait fait toute son éducation et dont il avait gardé un si cher souvenir ; c'est là, à deux cents lieues de sa famille et de son pays, à l'âge de vingt-cinq ans, que tout à coup la mort le saisit... Il faut partir. — Il était prêt. — Après une vie si courte, mais si pure et si bien remplie, une belle et bonne mort n'étonne pas ; elle en est la conclusion naturelle.

Quelle belle mort en effet ! quelle mort consolante et à faire envie !

Dans sa maladie, qui fut longue et douloureuse, ce cher malade se plaisait à parler de l'Église, de Pie IX, de Rome, de la France qu'il aimait tant, de Lisieux où il lui tardait d'aller reprendre ses œuvres de zèle.

Lui parlais-je de son dernier voyage, du bonheur qu'il avait eu de recevoir encore la bénédiction du Saint-Père. « Le Pape! s'écriait-il avec émotion, Ah! j'aime tant le Pape! » et ses yeux se mouillaient de larmes.

Quand ses souffrances devenaient plus aiguës, il saisissait son crucifix qu'il tenait toujours à portée de sa main et le baisait à plusieurs reprises avec une inexprimable tendresse. C'est là qu'il puisait la force et le courage : aussi, entre deux cris de douleur arrachés par la violence du mal, avait-il toujours une parole de foi et de résignation, un sourire aimable, un mot d'affection ou de reconnaissance pour les plus légers services qu'on lui rendait.

D'autres fois, il invoquait la sainte Vierge et baisait sa médaille. Au collége, il avait toujours fait partie de ses congrégations, et, ce matin, j'étais heureux de lui voir faire une dernière visite, une dernière halte dans cette gracieuse chapelle de la Vierge, si souvent témoin de sa tendre dévotion pour la Reine du ciel et où ses lèvres d'enfant avaient répété tant de fois : « Sainte Marie, Mère de Dieu, priez pour nous pauvres pécheurs, maintenant et à l'heure de notre mort ».

Cette heure approchait. Les souffrances étaient grandes. « Vous pouvez maintenant, mon pauvre enfant, lui disais-je, acquérir de grands mérites pour le ciel. Offrez bien à Dieu toutes vos souffrances pour le triomphe de l'Église, pour le Souverain Pontife... » — « Oh ! oui, reprenait-il aussitôt, j'offre bien toutes mes souffrances à Dieu pour l'Église, pour le Pape,... pour tous les miens,... pour vous, mon bien cher Père,... pour ce collége Saint-Joseph qui a toujours eu une si grande part dans mes affections ».

Dans le cours de sa maladie, il avait reçu plusieurs fois la sainte communion avec une grande ferveur : il avait demandé lui-même à recevoir l'Extrême Onction et l'indulgence plénière et avait répondu à haute voix à toutes les prières de l'Église. Il reçut alors de grandes consolations.

A l'heure suprême, il est vrai, sa bonne et pieuse mère n'était pas là. Ce fut pour son cœur si aimant un douloureux sacrifice : aussi, avec quelle filiale tendresse arrosait-il de ses larmes et couvrait-il de baisers sa chère photographie !... Mais son frère aîné était là ; son angélique sœur accourue bientôt était là, ne le quittant ni le jour, ni la nuit. Elle devait avoir la douleur et la consolation d'assister à cette mort angélique aussi. Les soins les plus tendres et les plus délicats furent prodigués à ce cher malade, sans pouvoir, hélas ! le sauver. Dieu était jaloux de cette âme : elle était mûre pour le ciel. « Consommé en peu de jours, il a rempli une longue carrière, Son âme était agréable à

Dieu : c'est pourquoi il s'est hâté de la retirer du milieu des iniquités [1]. »

Je commençais les prières de la recommandation de l'âme. « Ce sont les prières des agonisants ? » me dit-il, et il faisait effort pour y répondre. — « Oui, mon enfant, ce sont ces magnifiques prières que vous aimiez tant. » — « Elles sont si belles ! » dit-il encore. « Hé bien ! je vais les réciter lentement : unissez-vous à nous intérieurement, sans vous fatiguer. » Et lorsque j'arrivais à ce passage si solennel et si beau : « *Proficiscere anima christiana de hoc mundo :* pars de ce monde, âme chrétienne ; *egredienti animæ tuæ de corpore splendidus angelorum cœtus occurrat* : et qu'au sortir de la prison de ton corps la splendide armée des anges accoure à ta rencontre, « Je n'en suis pas digne, » murmura-t-il doucement.

Il y eut encore des moments de douleurs poignantes et de cruelles angoisses. Une froide sueur ruisselait de son front. Tous, nous souffrions de le voir tant souffrir sans pouvoir le soulager. Les heures s'écoulaient péniblement : les minutes, les secondes lui semblaient des heures. « Oh ! que je m'ennuie ! » répétait-il alors à plusieurs reprises. « Vous êtes à Gethsémani avec Notre-Seigneur, mon enfant, lui dis-je. Lui aussi, au jardin de l'agonie, a voulu connaître l'angoisse, la tristesse, l'ennui : *Tristis est anima mea usque ad*

[1] Sap. IV, 13.

mortem[2]. *Cœpit pavere...* « Oui ! c'est vrai ! » dit-il. Puis, il reprit et acheva lui-même le texte sacrée : « *Cœpit pavere et tædere*[2]... *et mœstus esse.* »

La fin approchait. Nous étions arrivés au dernier quart d'heure. Il eut quelque chose de céleste et que je n'oublierai jamais. La scène avait changé tout-à-coup. L'agitation avait cessé, la souffrance aussi : les traces mêmes de la souffrance avaient disparu. Le visage calme, tranquille du mourant portait déjà l'empreinte d'une paix, d'une sérénité qui n'est pas de ce monde. Ses grands beaux yeux allaient de son frère à sa sœur : ils me cherchaient aussi. Indifférents aux choses de la terre, ils semblaient déjà entrevoir, par de là le monde et le temps, l'aube de l'Éternité.

Le moment de l'adieu suprême était venu. Son frère, sa sœur l'embrassèrent une dernière fois. Je l'embrassai moi-même au nom de sa mère absente.

« Mon bien cher enfant, lui dis-je alors, en accentuant fortement chacune de mes paroles, je vais vous donner une dernière absolution. Si vous m'entendez, demandez encore pardon à Dieu intérieurement de toutes les fautes que vous avez pu commettre et, pour pénitence, offrez généreusement à Dieu le sacrifice de votre vie. » Un petit mouvement des yeux sembla indiquer qu'il comprenait. Je récitais la formule de l'ab-

[1] Matth., XXVI, 38.
[2] Marc, XIV, 33.

solution. Nous crûmes voir encore un léger mouvement dessiner sur ses lèvres le nom de Jésus. Mon crucifix reçut son dernier soupir. Il était 1 heure 25 minutes du matin. Par une délicate attention de la sainte Vierge envers son ancien congréganiste, nous venions d'entrer dans la journée du samedi, 3 novembre.

Un mot encore, mes chers enfants.

Cette même affection filiale pour ses anciens maîtres qui a ramené dans ce Collége ce cher ancien élève, va maintenant le fixer à jamais au milieu de nous. Dès les premiers jours de sa maladie, lorsqu'il se sentait plus mal : « Décidément, me disait-il, vous me garderez au cimetière de Saint-Chamand, au milieu de mes maîtres : je reposerai tranquillement avec eux, sous les grands arbres... » Il revenait fréquemment à cette pensée. La veille encore de sa mort, « Père, me dit-il avec insistance, c'est convenu, vous me garderez à Saint-Chamand, au milieu de mes maîtres ? c'est bien convenu ? » — « Oui, lui répondis-je alors pour le calmer, si le bon Dieu ne veut pas vous guérir, vous êtes un de mes enfants, oui, je vous garderai ; vous resterez au milieu de nous : c'est convenu. » Cette promesse parut lui rendre un peu de joie. Il nous reste maintenant le douloureux devoir de l'accomplir.

Chers anciens, qui êtes accourus si nombreux à cette triste cérémonie, oh ! merci de tout cœur, de votre concours si empressé et des marques de sympathie que vous avez bien voulu donner ainsi à l'un de vos anciens amis, à sa famille en deuil et à vos maitres. La sympathie fait tant de bien à des cœurs meurtris !

Il y a peu de jours, une fête de famille, une fête joyeuse vous réunissait ici en grand nombre : et aujourd'hui vous voilà réunis de nouveau, mais cette fois, dans la tristesse et la prière, pour un deuil de famille, pour une fête de l'amitié et du souvenir. Ah ! voilà bien la véritable association amicale et catholique, dans laquelle on met en commun ses douleurs et ses larmes aussi bien que ses joies !

Désormais, chers amis, un lien de plus, un lien sacré, existera entre le Collége Saint-Joseph et ses anciens élèves : maîtres et élèves seront unis jusque dans la mort, et cette chère tombe, fixée désormais au milieu de nous par une affection vraiment filiale, dira, bien mieux que toute parole humaine, comment à Saint-Joseph les maîtres aiment leurs élèves et comment les élèves aiment leurs maîtres.

Laissez-moi maintenant m'écrier en finissant :

Heureuses les familles dont les enfants meurent ainsi en prédestinés ! Heureuses les sœurs, heureux les frères qui, dans leur douleur, ont cependant la joie d'assister à une mort si consolante et si pleine d'espérance ! Heureux les Colléges dont les élèves s'en vont ainsi peupler le Ciel, après avoir tracé dans la vie un sillon de vertu et d'honneur !

Que me reste-il à dire encore, chers enfants ? Il ne me reste plus qu'à formuler un souhait : je le fais pour moi, que chacun de vous le fasse pour lui-même et disons tous ensemble : « Que mon âme un jour, ô mon Dieu, meurt ainsi de la mort des justes : *Moriatur anima mea morte justorum*[1] »

Ainsi soit-il.

[1] Num., XXIII, 10.

FIN

LYON. — IMPRIMERIE PITRAT AINÉ, RUE GENTIL, 4.

www.ingramcontent.com/pod-product-compliance
Ingram Content Group UK Ltd.
Pitfield, Milton Keynes, MK11 3LW, UK
UKHW012310240726
13966UKWH00005B/1778

9 782011 306852